Farès Azaiez

# Resumo da observação estruturada

Farès Azaiez

# Resumo da observação estruturada

## Interesse pedagógico no ensino da cardiologia dirigida

ScienciaScripts

Cover image: www.ingimage.com

This book is a translation from the original published under ISBN 978-620-6-72487-2.

Publisher:
Sciencia Scripts
is a trademark of
Dodo Books Indian Ocean Ltd. and OmniScriptum S.R.L publishing group

120 High Road, East Finchley, London, N2 9ED, United Kingdom
Str. Armeneasca 28/1, office 1, Chisinau MD-2012, Republic of Moldova, Europe
Printed at: see last page
**ISBN: 978-620-8-18933-4**

# ÍNDICE DE CONTEÚDOS

# INTRODUÇÃO

A formação médica exige a produção de recursos didácticos que incentivem os estudantes a adquirir conhecimentos de forma ativa [1].

Para atingir os objectivos desta formação, é essencial escolher o método de aprendizagem adequado. Existem vários, cada um com as suas próprias caraterísticas e qualidades. No entanto, todos eles se baseiam no princípio da reflexão, permitindo que os formandos se envolvam ativamente [2].

Entre estes meios de aprendizagem no terreno, o ensino dirigido (DE) com a preparação de um resumo estruturado de uma observação (SSO) representa um método de ensino original, baseado na aprendizagem contextualizada e no ensino baseado em casos. Complementando os estágios clínicos, estas sessões de SSO têm por objetivo ajudar os estudantes a desenvolver o seu raciocínio clínico, tanto em termos de estratégias gerais como de conhecimentos específicos [2, 3].

A sessão OSR é orientada para a resolução de um problema de patologia comum, mobilizando conhecimentos prévios, facilitando assim o processo de raciocínio clínico.

Além disso, a OSR não é apenas um método de aprendizagem ativa, mas também um meio de avaliação formativa contínua através da correção destas observações escritas [2].

Até à data, este DE não foi avaliado na formação em cardiologia.

O objetivo do nosso estudo foi avaliar o interesse do DE baseado em casos por RSO na aprendizagem do raciocínio clínico em cardiologia em estudantes do primeiro ano do segundo ciclo de estudos médicos (DCEM1) na Faculdade de Medicina de Tunes (FMT).

# MÉTODOS

## 1 - Tipo de estudo

Este foi um estudo transversal monocêntrico descritivo, realizado no período de 17 de janeiro de 2022 a 08 de maio de 2022, sobre a avaliação da aprendizagem através do ensino dirigido com base num caso real de cardiologia no terreno, através do desenvolvimento de OSRs. Este ensino era de interesse para os estudantes de medicina afectados a um estágio de cardiologia no serviço de cardiologia do Hospital Mongi Slim La Marsa durante o segundo semestre do ano letivo de 2021/2022. Teve lugar na sala do pessoal do mesmo departamento.

## 2 - População estudada

Incluímos no estudo três grupos de estudantes de medicina do DCEM1 designados pelo departamento de estágios da FMT para efectuarem, cada um, um estágio de 5 semanas no serviço de cardiologia do Hospital Mongi Slim La Marsa durante o período do estudo. Havia 9 a 11 estudantes por grupo.

- Grupo 1: Estudantes DCEM1 afectados pela FMT durante o período de 17 de janeiro a 20 de fevereiro de 2022.
- Grupo 2: Alunos do DCEM1 atribuídos pela FMT durante o período de 21 de fevereiro a 03 de abril de 2022.
- Grupo 3: Alunos do DCEM1 afectados pela FMT durante o período de 04 de abril a 08 de maio de 2022.

Este estudo não incluiu os alunos do DCEM1 que estiveram ausentes das sessões de desenvolvimento do OSR.

## 3- Metodologia

### 3- 1- Temas para sessões de ensino dirigido:

Foram realizadas três sessões para cada grupo, abrangendo três temas diferentes.

A escolha do tema baseou-se na sua frequência e/ou urgência.

As patologias escolhidas foram incluídas no currículo médico da FMT.

Estes obedeciam à lista de patologias comuns e/ou urgentes do caderno de formação em cardiologia (Anexo 1):

- Síndrome coronária aguda (Tema 1)

- Edema agudo do pulmão (Tema 2)

- Bloqueio atrioventricular (Tema 3)

**3- 2- Sessões de planeamento**

Antes da realização da sessão, todas as etapas foram planeadas com antecedência:

- Seleção de processos clínicos relativos aos temas escolhidos nos arquivos do serviço. Estes processos incluem os dados clínicos, biológicos, ecocardiográficos, radiológicos, terapêuticos e de desenvolvimento do doente.

Foram efectuadas fotocópias de todos os documentos de observação clínica, de acordo com o número de alunos em cada sessão.

- Foi efectuado um pré-teste para cada tema. Era idêntico para os três grupos. Consistia em 5 perguntas de escolha múltipla (MCQ). O mesmo pré-teste foi utilizado como pós-teste.

- A elaboração de um questionário de satisfação com uma avaliação baseada na escala de Likert. Este questionário foi utilizado para avaliar o ensino ministrado.

- Anunciar antecipadamente aos alunos o tema a abordar, convidando-os a consultar o mini-módulo de auto-aprendizagem leccionado na FMT correspondente a cada tema.

- Explicação aos alunos do princípio e das etapas da sessão, incluindo a forma como este método de ensino será avaliado.

- Acordar com os alunos a data da sessão de aprendizagem.

**3- 3- Condução da sessão:**

A sessão tinha uma duração prevista de 60 a 75 minutos. Desenvolveu-se nas seguintes fases:

- Dar as boas-vindas aos alunos e apresentar a sessão.

- Realização do pré-teste (10 minutos). A nota atribuída é de 20 valores. Não foi fixada uma nota mínima para a participação na sessão de desenvolvimento.

- Distribuição a cada aluno da observação clínica e da ficha "Resumo estruturado da observação" (Anexo 2).

- Os alunos preencheram as diferentes secções do formulário (20 minutos). O trabalho foi efectuado individualmente.

- Corrigir a observação em plenário, secção por secção, tendo o cuidado de envolver todos os alunos, de os orientar, de facilitar a sua progressão ao longo das etapas, de incentivar o debate entre eles e de gerir o tempo (30 minutos).

- Descontextualização da patologia estudada, tendo em conta as particularidades clínicas, terapêuticas e desenvolvimentais do caso.

- Pós-teste (5 minutos).

- Correção do teste em plenário.

- Preenchimento do questionário de satisfação para avaliação da sessão.

**3- 4- Correção da ficha de síntese de observação estruturada**

Para além das secções de identificação do aluno e do doente, o formulário contém 16 secções para o aluno preencher.

A grelha foi avaliada da seguinte forma:

- 0 resposta errada ou sem resposta
- 0,5 resposta correta incompleta
- 1 resposta correta completa

A pontuação total foi baseada em 16 pontos.

Os resultados foram considerados bons se estivessem entre [12 e 16], médios se estivessem entre [8 e 12[ e maus se fossem inferiores a 8.

**3- 5- Avaliação da aprendizagem pelo professor**

Os resultados do pré-teste foram comparados com os resultados do pós-teste. A percentagem de melhoria das médias do pré-teste em relação às médias do pós-teste foi comparada utilizando a seguinte fórmula [4] :

(Média pós-teste - média pré-teste) / média pré-teste * 100

A melhoria era considerada satisfatória se a percentagem fosse ≥ 10%.

## 3- 6- Avaliação do ensino

No final de cada sessão, os alunos preencheram um questionário de satisfação para avaliar o ensino ministrado e recolher as dificuldades sentidas pelos alunos e a sua perceção do contributo deste exercício para a sua aprendizagem.

Abrangeu os seguintes pontos:

- Avaliação da evolução global da aprendizagem,
- Valorização do espaço e do tempo consagrados à aprendizagem,
- Objectivos claros,
- Relevância do tema,
- Participação ativa,
- Melhorar o processo de raciocínio clínico.

Esta avaliação baseou-se numa escala de Likert:

- Discordo totalmente: - 2

- Discordo um pouco: - 1

- Concordo parcialmente: + 1

- Concordo plenamente: + 2

## 4- Análise estatística

Os dados foram introduzidos e analisados utilizando os programas EXCEL e SPSS 23 para cada um dos três grupos de estudantes.

Realizámos um estudo descritivo em que as variáveis qualitativas foram apresentadas em números e percentagens, e as variáveis quantitativas em médias e medianas.

As comparações de 2 médias em séries emparelhadas foram efectuadas utilizando o teste não paramétrico de Wilcoxon para séries emparelhadas. O nível de significância foi fixado em 0,05.

## 5- Considerações éticas

A utilização das folhas de teste, dos questionários de satisfação e de avaliação e a sua exploração no âmbito de um projeto científico foi anunciada aos alunos que deram o seu consentimento.

O anonimato dos estudantes foi respeitado.

Não houve qualquer conflito de interesses na realização deste trabalho.

## 6- Pesquisa bibliográfica

A pesquisa bibliográfica foi efectuada em motores de busca como o "PubMed" e o "Science direct" e na biblioteca da FMT, utilizando as seguintes palavras-chave

Pedagogia médica, aprendizagem, raciocínio clínico.

## 7- Redação da dissertação

Seguimos o formato IMRAD para a redação científica.

# RESULTADOS

Durante o período de estudo, foram realizadas nove sessões de EAD, três para cada grupo. Os mesmos temas foram abordados nas três sessões previstas para cada grupo. Estes temas, conforme previamente anunciado, distribuíram-se da seguinte forma:

- Tema 1: Síndrome coronária aguda

- Tópico 2: Edema agudo do pulmão

- Tópico 3: Bloqueio atrioventricular

## 1- Caraterísticas gerais da amostra

Dos 36 alunos afectos ao departamento durante o período de estudo, 31 (86%) frequentaram as sessões de RSO.

$^{er}$1 grupo: 12 alunos: 11 presentes e 1 ausente

$^{ème}$2 grupo: 13 alunos: 11 presentes e 2 ausentes

$^{ème}$3 grupo: 11 alunos: 9 presentes e 2 ausentes

Foram concluídas noventa e três OSR, ou seja, 86% do número planeado (n=108).

## 2- Avaliação formativa dos alunos pelo professor

### 2-1- Avaliação global e por sessão da RSO

As fichas de trabalho foram classificadas em cada sessão. As notas atribuídas às fichas variaram entre 5 e 15, num total de 16 pontos. Estas notas foram consideradas médias na maioria dos casos, ou seja, 60 OSR (65%) (Quadro I).

**Quadro I:** Repartição das pontuações RSO por sessão

| | **Sessão 1** | | | **Sessão 2** | | | **Sessão 3** | | |
|---|---|---|---|---|---|---|---|---|---|
| **Notas** | Pobres | Meios. | Ótimo. | Pobres | Meios. | Ótimo. | Pobres | Meios. | Ótimo. |
| **G1** | 3 | 8 | 0 | 2 | 7 | 2 | 1 | 7 | 3 |
| **G2** | 1 | 9 | 1 | 2 | 7 | 2 | 1 | 6 | 4 |
| **G3** | 3 | 5 | 1 | 1 | 6 | 2 | 1 | 5 | 3 |
| **Total** | 7 | 22 | 2 | 5 | 20 | 6 | 3 | 18 | 10 |

Bom: Bom, Fraco: Fraco, Avg. Médio

Verificámos igualmente uma melhoria das médias das notas ao longo das sessões, tendo a média passado de 9,12 para 11,92.

### 2-2- Avaliação das diferentes secções da ficha de síntese de observação estruturada

Registámos as dificuldades encontradas pelos alunos ao responderem às diferentes secções da ficha de trabalho.

**Grupo 1 (Quadro II) :**

[er]Em todas as sessões do grupo 1, a maioria dos alunos não teve dificuldade em responder ao problema principal, ao motivo da consulta e ao motivo do internamento.

No entanto, foram encontradas dificuldades relativamente aos dados de exames paraclínicos não específicos a favor de um diagnóstico positivo, bem como ao prognóstico imediato e a longo prazo.

Além disso, as rubricas "Estado psicológico deste doente" e "Caraterísticas especiais a referir" não foram preenchidas ao longo das três sessões.

**Quadro II:** Repartição das respostas corretas ao formulário "Resumo da observação estruturada" por sessão e por rubrica para o grupo 1

| | Tema 1 (n=11) | Tema 2 (n=11) | Tema 3 (n=11) |
|---|---|---|---|
| **Estudo de caso (o problema principal)** | 8 | 9 | 9 |
| **Motivos da consulta** | 6 | 9 | 9 |
| **Motivos de hospitalização** | 9 | 10 | 9 |
| **Dados anamnésicos a favor de um diagnóstico positivo do problema principal** | 3 | 7 | 7 |
| **Dados do exame físico favoráveis a um diagnóstico positivo do problema principal** | 6 | 5 | 6 |
| **Dados paraclínicos não específicos a favor de um diagnóstico positivo** | 2 | 2 | 3 |
| **Argumentos decisivos a favor do diagnóstico da doença e da sua origem** | 4 | 6 | 5 |
| **Outros diagnósticos discutidos e excluídos por testes adequados efectuados neste doente** | 2 | 3 | 6 |
| **Patologias ou anomalias associadas** | 6 | 4 | 8 |
| **Estado psicológico do doente** | - | - | - |

| | | | |
|---|---|---|---|
| **Prognóstico imediato e argumentos a favor** | 1 | 0 | 1 |
| **Decisões de tratamento** | 2 | 4 | 3 |
| **Evolução** | 1 | 3 | 7 |
| **Elementos de prognóstico remoto** | 3 | 2 | 4 |
| **Tratamento prescrito aquando da alta** | 2 | 5 | 3 |
| **Particularidades a ter em conta sobre a doença** | - | - | - |

**Grupo 2 (Quadro III) :**

èmeAs principais dificuldades do grupo 2 diziam respeito aos diagnósticos diferenciais.

Para além disso, as rubricas "Estado psicológico deste doente" e "Caraterísticas especiais a referir" não foram preenchidas de forma igual ao longo das três sessões.

**Quadro III:** Repartição das respostas corretas completas no formulário "Resumo da observação estruturada" por sessão e por rubrica para o grupo 2

| | **Tema 1 (n=11)** | **Tema 2 (n=11)** | **Tema 3 (n=11)** |
|---|---|---|---|
| **Estudo de caso (o problema principal)** | 7 | 9 | 7 |
| **Motivos da consulta** | 6 | 8 | 9 |
| **Motivos de hospitalização** | 9 | 9 | 9 |
| **Dados anamnésicos a favor de um diagnóstico positivo do problema principal** | 3 | 5 | 6 |

| | | | |
|---|---|---|---|
| **Dados do exame físico favoráveis a um diagnóstico positivo do problema principal** | 4 | 6 | 6 |
| **Dados paraclínicos não específicos a favor de um diagnóstico positivo** | 5 | 2 | 7 |
| **Argumentos decisivos a favor do diagnóstico da doença e da sua origem** | 4 | 6 | 8 |
| **Outros diagnósticos discutidos e excluídos por testes adequados efectuados neste doente** | 2 | 1 | 2 |
| **Patologias ou anomalias associadas** | 5 | 5 | 7 |
| **Estado psicológico do doente** | - | - | - |
| **Prognóstico imediato e argumentos a favor** | 4 | 6 | 5 |
| **Decisões de tratamento** | 5 | 4 | 6 |
| **Evolução** | 5 | 3 | 8 |
| **Elementos de prognóstico remoto** | 5 | 6 | 8 |
| **Tratamento prescrito aquando da alta** | 4 | 4 | 6 |
| **Particularidades a ter em conta sobre a doença** | - | - | - |

**Grupo 3 (quadro IV) :**

[ème]A principal dificuldade dos alunos do grupo 3 prendeu-se com os dados da anamnese a favor de um diagnóstico positivo do problema principal, tendo sido recolhidas apenas 5 respostas corretas completas no final das três sessões.

Além disso, as rubricas "Estado psicológico deste doente" e "Particularidades a referir" só foram preenchidas por um aluno em cada uma das três sessões do grupo 3.

**Quadro IV:** Repartição das respostas corretas completas no formulário "Resumo da observação estruturada" por sessão e por rubrica para o grupo 3

| | Tema 1 (n=9) | Tema 2 (n=9) | Tema 3 (n=9) |
|---|---|---|---|
| **Estudo de caso (o problema principal)** | 4 | 8 | 7 |
| **Motivos da consulta** | 6 | 7 | 7 |
| **Motivos de hospitalização** | 6 | 6 | 8 |
| **Dados anamnésicos a favor de um diagnóstico positivo do problema principal** | 1 | 2 | 2 |
| **Dados do exame físico favoráveis a um diagnóstico positivo do problema principal** | 6 | 5 | 7 |
| **Dados paraclínicos não específicos a favor de um diagnóstico positivo** | 3 | 6 | 6 |
| **Argumentos decisivos a favor do diagnóstico da doença e da sua origem** | 4 | 5 | 5 |
| **Outros diagnósticos discutidos e excluídos por testes adequados efectuados neste doente** | 4 | 3 | 4 |
| **Patologias ou anomalias associadas** | 6 | 5 | 7 |
| **Estado psicológico do doente** | 1 | - | - |
| **Prognóstico imediato e argumentos a favor** | 3 | 3 | 5 |

| | | | |
|---|---|---|---|
| **Decisões de tratamento** | 5 | 4 | 6 |
| **Evolução** | 2 | 3 | 7 |
| **Elementos de prognóstico remoto** | 3 | 3 | 4 |
| **Tratamento prescrito aquando da alta** | 4 | 5 | 3 |
| **Particularidades a ter em conta sobre a doença** | - | 1 | - |

**3- Avaliação do ensino pelo professor :**

Todos os alunos presentes realizaram o pré-teste. As classificações médias do pré-teste por grupo e por tema são apresentadas na Tabela IV.

**Quadro IV:** Repartição dos resultados do pré-teste por sessão

| | Tema 1 | Tema 2 | Tema 3 |
|---|---|---|---|
| Grupo 1 | 12,2 | 13,1 | 13,4 |
| Grupo 2 | 11,9 | 14,2 | 12,4 |
| Grupo 3 | 12,7 | 13,1 | 13,7 |
| Média | 12,3 | 13,5 | 13,2 |

As pontuações do pós-teste foram geralmente mais elevadas do que as do pré-teste, como mostra a Figura 1.

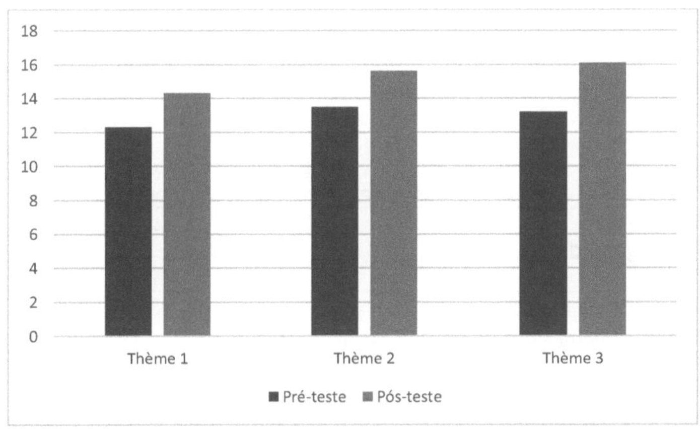


**Figura 1:** Evolução dos resultados médios dos testes por tema

A melhoria foi estatisticamente significativa e satisfatória para os três temas, com p=0,001, p=0,003 e p=0,002, respetivamente.

## IV- Avaliação do ensino pelos alunos

No total, foram recolhidas 186 respostas de estudantes ao questionário de satisfação (Quadro V).

A maioria dos estudantes (91%) ficou satisfeita com a experiência global de aprendizagem.

O tempo e/ou o espaço afectados a esta aprendizagem foram considerados satisfatórios em 87% dos casos.

Os alunos sentiram que participaram ativamente durante as sessões de aprendizagem e que este ensino facilitou o processo do seu raciocínio clínico (≥ 90%).

**Quadro V:** Avaliação global do ensino pelos alunos

| | -2 Discordo totalmente | -1 Discordo um pouco | +1 Concordo um pouco | +2 Concordo plenamente |
|---|---|---|---|---|
| 1- Avaliação do desenrolar geral da sessão | 1 (3%) | 2 (6%) | 9 (29%) | 19 (62%) |
| 2- Valorização do espaço e do tempo consagrados à aprendizagem | 1 (3%) | 3 (10%) | 11 (35%) | 16 (52%) |
| 3- Objectivos claros | 0 | 4 (13%) | 6 (19%) | 21 (68%) |
| 4- Pertinência do tema | 0 | 1 (3%) | 12 (39%) | 18 (58%) |
| 5- Participação ativa | 0 | 2 (6%) | 2 (6%) | 27 (88%) |
| 6- Melhorar o raciocínio clínico | 0 | 3 (10%) | 2 (6%) | 26 (84%) |

# DISCUSSÃO

## 1- Principais resultados do nosso estudo

Realizámos um estudo transversal descritivo, de 17 de janeiro de 2022 a 08 de maio de 2022, no serviço de cardiologia do Hospital Mongi Slim, La Marsa, com o objetivo de avaliar o valor do DE baseado em casos por OSR na aprendizagem do raciocínio clínico em cardiologia em estudantes FMT DCEM1.

No total, foram realizadas nove sessões de formação contínua que envolveram 31 alunos e foram preenchidos 93 formulários OSR.

Os temas escolhidos foram a síndrome coronária aguda (tema 1), o edema agudo do pulmão (tema 2) e o bloqueio atrioventricular (tema 3).

Uma vez corrigidas as fichas OSR, verificou-se que as pontuações médias melhoravam à medida que as sessões avançavam.

As principais dificuldades encontradas pelos alunos referiam-se às rubricas "Estado psicológico deste doente" e "Caraterísticas especiais a assinalar", que só foram preenchidas num formulário cada.

Comparando os resultados dos testes antes (pré-teste) e no final da sessão (pós-teste), verificou-se uma melhoria estatisticamente significativa nos 3 temas.

A resposta ao questionário de satisfação mostrou que a maioria dos estudantes estava satisfeita com o processo global de aprendizagem (91%). Consideraram que o ensino facilitou o seu raciocínio clínico (90%).

## 2- Pontos fortes e limitações do estudo

➢ <u>Destaques do estudo</u>

- Relevância do tema: este estudo avaliou o valor da OSR como meio de aprendizagem no domínio da formação em cardiologia.
- O número relativamente elevado de OSRs obtidos permitiu efetuar um estudo estatístico e evidenciar a importância do desenvolvimento dos alunos através deste ensino.
- Este estudo avaliou a aplicabilidade do formulário OSR em cardiologia. Algumas secções não foram preenchidas. É necessário efetuar alterações para tornar o formulário mais fácil de compreender e utilizar.

➢ <u>Limitações do estudo :</u>

- Os limites da pré-testagem :

Apenas cinco MCQs foram dados aos estudantes para os pré-testes, enquanto o Dr. Tabbane, no capítulo intitulado "Travaux dirigés en stage d'externat" ("Tutorials during the clerkship") no seu livro "Eléments d'introduction aux ateliers de pédagogie médicale" ("Elementos de uma introdução aos ateliers de ensino médico"), sugere dar cerca de vinte itens do tipo verdadeiro-falso [1]. Para respeitar o tempo atribuído à sessão, não nos foi possível colocar tantas questões durante o pré-teste.

- Envolvimento heterogéneo dos alunos durante as sessões
- Os limites do pós-teste :

Realizada diretamente no final da sessão, apenas permite explorar a memória a curto prazo do aluno e não o impacto dos novos conhecimentos na prática ou nas mudanças de comportamento a longo prazo.

## 3- Métodos activos de aprendizagem baseados em casos:

Os métodos de ensino transmissivos tendem a desaparecer e a ser substituídos por métodos de ensino activos em que o aluno é o centro da sua própria aprendizagem [5, 6].

Na sua essência, estes métodos de ensino ativo visam centrar-se na atividade do aluno e não na do professor.

Entre os métodos de aprendizagem ativa, a importância do ensino baseado na observação está bem estabelecida [7].

Este envolvimento ativo, um pilar da aprendizagem, fomenta a curiosidade e a autonomia [8]. Aumenta igualmente o nível de motivação do aprendente em relação às tarefas propostas.

Esta aprendizagem ativa baseia-se, portanto, numa situação autêntica e complexa da vida real que envolve cenários comuns alinhados com os objectivos de aprendizagem e que tem a caraterística de ser estimulante para os aprendentes.

A aprendizagem baseada em casos é uma das estratégias de aprendizagem utilizadas nos estudos médicos. A sua principal caraterística é o facto de utilizar casos da vida real para preparar melhor os estudantes para a prática clínica [9].

Outros meios de aprendizagem ativa baseada em casos incluem :

- Aprender a raciocinar clinicamente (ARC)
- Aprendizagem baseada em problemas (PBL) [10]
- Aprendizagem baseada em casos (CBL) [11].

## 4- Avaliação da aprendizagem

A avaliação da aprendizagem é uma parte essencial do processo de ensino-aprendizagem; é necessária e faz parte do ensino [12].

O modelo de avaliação de 4 níveis de Kirkpatrick remonta a 1959 e é o mais utilizado pelos interessados na avaliação da formação (Figura 2); resume e simplifica o complexo processo de avaliação [13].

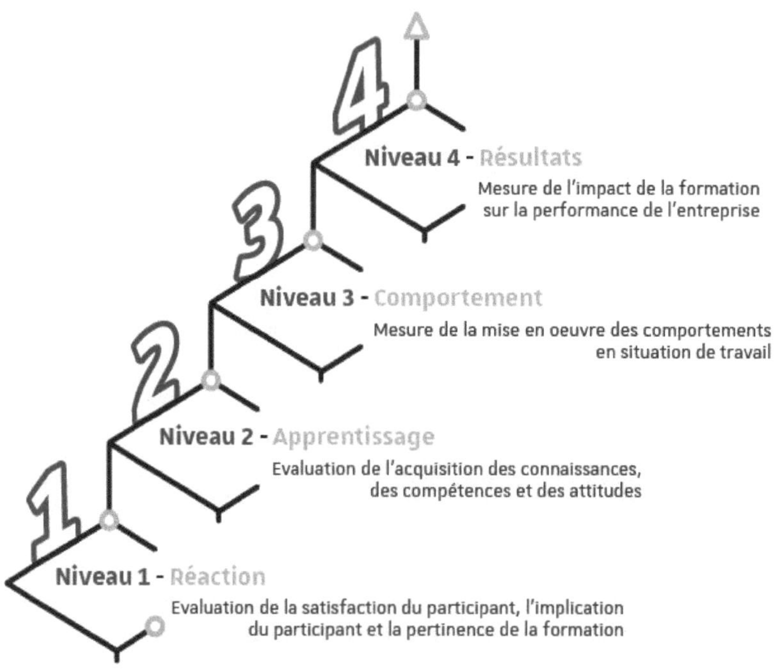


**Figura 2:** O modelo de Kirkpatrick

No nosso caso, trata-se de uma avaliação formativa relativa ao nível 2 de Kirkpatrick, ou seja, a avaliação da aprendizagem do aluno e da aquisição de conhecimentos.

De facto, o processo de aprendizagem utilizado no nosso estudo, a OSR, também faz parte de uma avaliação formativa dos alunos, através da classificação pelo professor das respostas dos alunos às várias rubricas.

## 5- Avaliação do ensino

- Avaliação do ensino pelos professores :

Este ensino permite aos professores avaliar a qualidade e o nível do seu ensino e, se necessário, modificar os conteúdos ou os métodos [14].

No nosso estudo, a melhoria estatisticamente significativa das médias dos testes no final das sessões para os diferentes temas reflecte simplesmente o progresso do processo de aprendizagem.

- Avaliação do ensino pelos aprendentes :

Para avaliar o ensino pelos alunos, utilizámos um questionário no final de cada sessão, o que nos permitiu recolher as avaliações dos alunos. Trata-se de uma avaliação da satisfação dos alunos (nível 1 de Kirkpatrick).

Para esta avaliação, foi utilizada a escala de Likert. Foram processados seis itens.

O feedback foi positivo. Todos os estudantes confirmaram que este método ajudou a melhorar o seu raciocínio clínico. Estes testemunhos favoráveis estão de acordo com os resultados da investigação internacional [15, 16], bem como com estudos anteriores realizados na Tunísia [9, 17].

## 6- O papel do ensino baseado em casos sob a forma de resumos de observação estruturados na aprendizagem ativa

O OSR resume a abordagem diagnóstica na prática profissional atual, incluindo rubricas que abrangem os aspectos clínicos e paraclínicos, o diagnóstico positivo, o diagnóstico etiológico, os diagnósticos diferenciais, o prognóstico a curto e a longo prazo, bem como a abordagem terapêutica e a evolução da doença.

Ao preencher estas secções, o aprendente repete o processo de diagnóstico, identifica lacunas e seleciona apenas a informação relevante do resumo detalhado da observação.

Esta atividade prepara os estudantes para produzir resumos estruturados e relevantes de observações clínicas durante os seus estágios clínicos.

O estudo do dossier médico confronta o aluno com uma situação ligada ao seu futuro contexto profissional (fase de "contextualização"). O aluno deve ser capaz de extrair os princípios de raciocínio ("descontextualização") e de os aplicar a outras situações. Neste processo de aprendizagem e de raciocínio, o tutor tem o papel de ajudar o aluno a tomar consciência das suas lacunas e a integrar melhor os dados.

Este método de ensino, que é a DE por RSO, pode ser considerado como uma variante da DE a partir de um caso conhecido.

## 7- Perspectivas

A satisfação dos estudantes com o DE por RSO sugere que o seu âmbito de aplicação deveria ser alargado a todos os locais de estágio. Por conseguinte, é necessário intensificar a formação e introduzir os professores, nomeadamente os orientadores de estágio, neste método de ensino.

No entanto, algumas alterações parecem necessárias e devem ser introduzidas nesta ficha normalizada.

A secção "Estado psicológico do paciente" não foi preenchida ao longo das sessões devido à falta de dados nos registos clínicos. A avaliação do estado psicológico do paciente em todas as disciplinas é fundamental. Este estudo evidenciou as lacunas dos nossos registos.

A última secção, "Particularidades a comunicar relacionadas com a doença", não foi preenchida em todas as sessões. Isto pode dever-se à falta de dados ou talvez à irrelevância desta secção.

# CONCLUSÕES

O desenvolvimento de OSRs representa um método de ensino original, baseado na aprendizagem contextualizada e no ensino a partir de casos resolvidos, desenvolvido e implementado nos estágios clínicos externos da FMT.

O objetivo do nosso estudo foi avaliar o valor do DE baseado em casos por OSR no ensino do raciocínio clínico em cardiologia a alunos do DCEM1 da FMT.

Realizámos um estudo transversal descritivo que envolveu três grupos de estudantes afectados ao departamento de cardiologia do Hospital Mongi Slim La Marsa durante o segundo semestre do ano académico de 2021/2022.

Durante o período de estudo, foram realizadas nove sessões de ensino supervisionado, ou seja, três sessões por grupo. Foram abordados os mesmos temas nos três grupos, nomeadamente a síndrome coronária aguda, o edema agudo do pulmão e o bloqueio atrioventricular.

O ensino do professor foi avaliado através da marcação das folhas OSR preenchidas pelos alunos e da comparação dos resultados do pré e do pós-teste.

A avaliação do ensino pelos alunos foi efectuada com base num questionário de satisfação.

Trinta e um alunos participaram nas sessões OSR.

Quando as folhas OSR foram corrigidas, as pontuações foram maioritariamente médias (65%), com uma melhoria das pontuações ao longo das sessões.

As principais dificuldades com o formulário OSR prendiam-se com as rubricas "Estado psicológico do doente" e "Particularidades a comunicar relacionadas com a doença".

As pontuações do pós-teste foram significativamente mais elevadas do que as do pré-teste.

A resposta ao questionário de satisfação mostrou que a maioria dos estudantes estava satisfeita com o processo global de aprendizagem (91%). Consideraram que o conteúdo das sessões era pertinente e que o ensino facilitava o seu raciocínio clínico (90%).

Por último, embora este método de aprendizagem ativa não abranja muitos objectivos, baseia-se em contextos reais que são significativos para o aluno, o que pode aumentar o seu nível de motivação para as tarefas propostas.  Desta forma, promove uma aprendizagem sustentável.

Este método deveria, por conseguinte, ser mais utilizado para os estágios nas diferentes especialidades.

# REFERÊNCIAS

1- Langevin S, Hivon R. En quoi l'externat ne s'acquitte t- il pas adéquatement de son mandat pédagogique? Um estudo qualitativo baseado numa análise sistemática da literatura. Pédagogie Médicale. 2007;8(1):7-23.

2- Marrakchi J. O interesse pedagógico dos resumos estruturados de observação em otorrinolaringologia. *Medicina: Tunis.* 2018

3- C Tabbane. Elementos dos seminários de introdução à pedagogia médica. *Centro de Publicações Universitárias.* 2000

4- Como posso calcular a percentagem de aumento ou redução no Excel? [Online]. Your Assistant [14/01/2015]. http:// www.votreassistante.net

5- Presseau A, Frenay M. Le transfert des apprentissages. Québec: Presses de l'Université Laval; 2004. p7

6- Bédard D, Frenay M, Turgeon J, Paquay L. Les fondements de dispositifs pédagogiques visant à favoriser le transfert de connaissances: perspectives de l'apprentissage et de l'enseignement. Res Academica. 2000;18:21-47.

7- Vanpee D. O que a perspetiva de um ensino e aprendizagem autênticos e contextualizados pode contribuir para otimizar a qualidade pedagógica dos estágios. Pédagogie Médicale. 2010;10:253-66.

8- Dehaene S. Aprender! O talento dos cérebros, o desafio das máquinas. Odile Jacob; 2018.

9- Ben Neji H. Ensino dirigido baseado em observações reais em hematologia clínica. [Dissertação]. Medicina: Tunis; 2018.26p.

10- Srinivasan M, Wilkes M, Stevenson F, Nguyen T, Slavin S. Comparing problem-based learning with case-based learning: effects of a major curricular shift at two institutions. Academic medicine. 2007;82(1):74-82.

11- Williams B. Aprendizagem baseada em casos - uma revisão da literatura: existe espaço para este paradigma educacional no ensino pré-hospitalar? EMJ. 2005;22(8):577-81.

12- Jouquan J. L'évaluation des apprentissages des étudiants en formation médicale. Pédagogie médicale. 2002;3(1):38-52.

13- Yardley S, Dorman T. Os níveis de Kirkpatrick e as evidências da educação. Med Educ. 2012;46:97-106.

14- Gilibert D, Gillet I. Revisão dos modelos de avaliação da formação: abordagens conceptuais individuais e sociais. Prat Psychol. 2010;16(3):217-38.

15- Zahng SY, Zheng JW, Yang C, Zhang ZY, Shen GF, Zahng JZ, et al. Aprendizagem baseada em casos em cursos clínicos numa faculdade chinesa de estomatologia. Jornal de educação dentária. 2012;76(10):1389-92.

16- Mackenzie CT. Percepções dos estudantes de medicina dentária sobre a eficácia do ensino baseado em casos. Journal of dental education. 2013;77(6):688-93.

17- Zehani A. Intenção pedagógica do ensino dirigido em Anatomia Patológica para a formação médica. [Mémoire]. Médecine : Tunis; 2018.23p.

# APÊNDICES

**APÊNDICE 1**: Diário de bordo do estágio clínico DCEM1 (FMT)

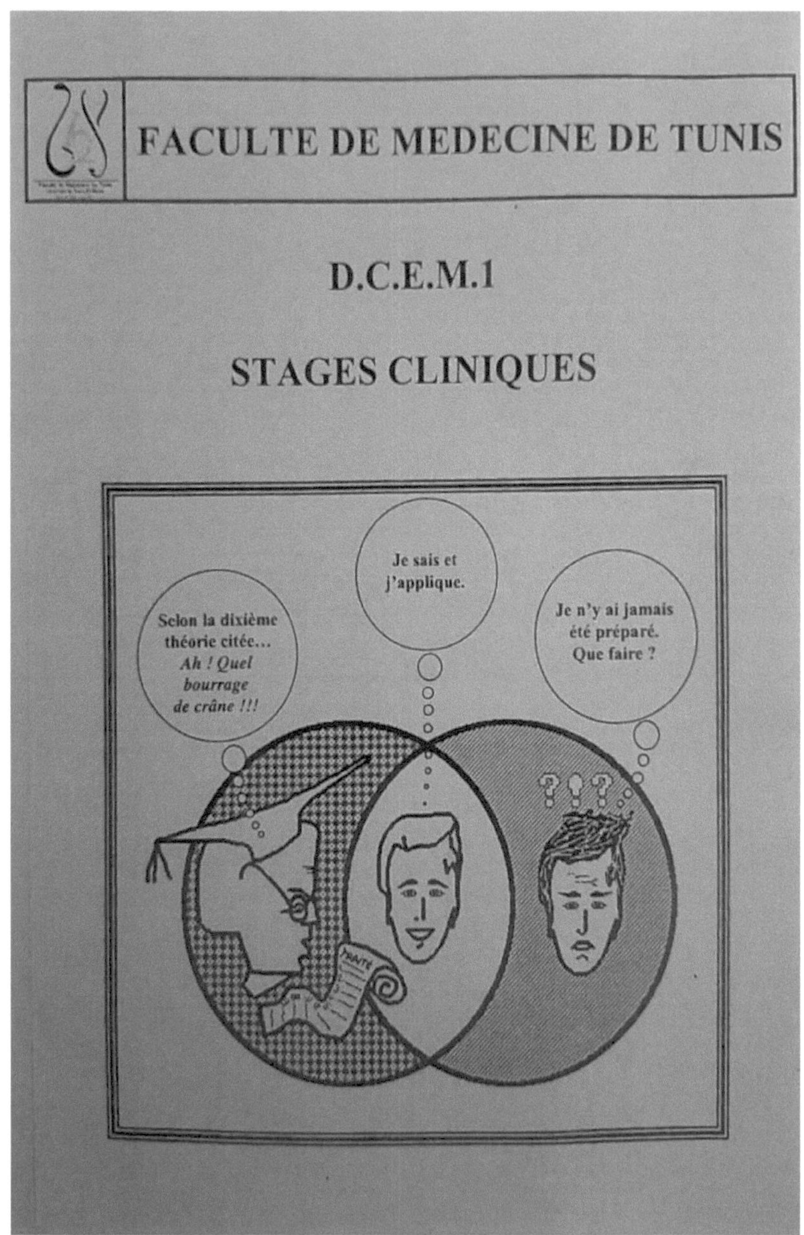

## OBJECTIFS ET EVALUATION DU STAGE DE PATHOLOGIE CARDIOVASCULAIRE

| OBJECTIFS[1] | Enseigné[2] | Evalué[3] | |
|---|---|---|---|
| | | Note | Signature |
| **Objectifs relatifs à l'habileté technique :** | | | |
| **1.** Procéder à une anamnèse objective, complète et précise en se référant au formulaire ou au protocole d'interrogatoire en usage dans le service. En vue notamment de : | | | |
| -Recueillir les caractéristiques d'une douleur thoracique et distinguer un angor d'une autre douleur thoracique, en le décrivant selon la classification canadienne ; | | | |
| -Classer une dyspnée en stade NYHA, et reconnaitre les caractéristiques d'une dyspnée d'origine cardiaque ; | | | |
| -Reconnaitre des palpitations, une syncope et en préciser les caractéristiques. | | | |
| **2.** Pratiquer l'examen physique méthodique et complet en vue de : | | | |
| **2.1.** Reconnaître à l'inspection une dyspnée, une cyanose, une turgescence des jugulaires ; | | | |
| **2.2.** Palper la région précordiale :<br>-pour y localiser le choc de pointe ;<br>-pour rechercher un frémissement, un signe de Harzer ; | | | |
| **2.3.** Localiser les 4 principaux foyers d'auscultation cardiaque ; | | | |
| **2.4.** Ausculter le cœur en vue de :<br>*Utiliser des méthodes audio-visuelles pour compléter l'apprentissage si nécessaire.* | | | |
| -déterminer le rythme et la fréquence cardiaque ; | | | |
| -reconnaître :<br>. le 1er bruit et le 2ème bruit ;<br>. un éclat ou un dédoublement de B1 ou B2 (en préciser le foyer) ;<br>. un rythme en 3 temps ; un galop proto ou télédiastolique | | | |
| -identifier un souffle ou un roulement éventuel et en décrire le siège, le temps, l'intensité, le timbre et les irradiations ; | | | |
| -identifier un autre bruit surajouté : frottement péricardique, claquement d'ouverture mitral, click ; | | | |
| -reconnaître des bruits de prothèse valvulaire mécanique. | | | |
| **2.5.** Percuter et ausculter les aires pleuro-pulmonaires à la recherche d'une matité, de râles crépitants ; | | | |
| **2.6.** Rechercher une hépatomégalie et un reflux hépatojugulaire ; | | | |
| **2.7.** Mesurer la pression artérielle (PA) de façon bilatérale, en décubitus et en orthostatisme ; | | | |

[1] A réaliser en situation réelle ou simulée (R ou S).
[2] C'est-à-dire, a fait l'objet d'une démonstration pratique (colonne à remplir par l'étudiant). Inscrire R ou S (ou 0 si pas de démonstration).
[3] A fait l'objet d'un ou plusieurs contrôle(s) dont seul le dernier a donné lieu à la note définitive inscrite et attestée par une signature. Inscrire NE si non évalué.

DCEM1 (31)

| OBJECTIFS[1] | Enseigné[2] | Evalué[3] | |
|---|---|---|---|
| | | Note | Signature |
| **2.8.**Procéder à Un examen vasculaire bilatéral et comparatif comprenant (outre la mesure de la PA) :<br>- une palpation des pouls,<br>- une auscultation des axes artériels,<br>- une identification et localisation de varices,<br>- un test d'Allen,<br>- un index de pression systolique (cheville/bras) ; | | | |
| **2.9.**Rechercher des signes de phlébite (membre inférieur chaud, oedématié, douloureux, signe de Homans) ; | | | |
| **2.10.**Procéder à un examen périphérique à la recherche :<br>- d'œdèmes des membres inférieurs (distinguer les œdèmes de type rénal des autres types d'œdèmes),<br>- des troubles trophiques en rapport avec une insuffisance artérielle ou veineuse ; | | | |
| **2.11.** Regrouper les signes cliniques élémentaires en syndromes aigus ou chroniques (dont les syndromes d'insuffisance coronaire et d'insuffisance cardiaque gauche, droite et globale). | | | |
| 3. Consigner les données cliniques. | | | |
| 4. Interpréter les examens paracliniques suivants : | | | |
| **4.1. Réaliser une lecture méthodique d'un électrocardiogramme en vue de :** | | | |
| -vérifier l'identification, les caractéristiques et la qualité de l'enregistrement ;<br>-repérer P, QRS, T, PR, ST et QT, et reconnaître leurs variations physiologiques et pathologiques ;<br>-déterminer l'axe de QRS ; | | | |
| -reconnaître :<br>. une anomalie de rythme ou de fréquence cardiaque,<br>. un bloc de conduction sino-atrial ou auriculo-ventriculaire et un bloc de branche,<br>. une pré-excitation ventriculaire,<br>. un allongement du QT,<br>. un trouble de l'excitabilité supra-ventriculaire ou ventriculaire,<br>. des signes d'ischémie ou de nécrose myocardique,<br>. des signes d'hypertrophie cavitaire droite ou gauche,<br>. des signes de péricardite,<br>. un rythme électro-entraîné (stimulation cardiaque). | | | |
| **4.2.**Radiographies standards de thorax pour : | | | |
| -reconnaître les différents arcs de la silhouette cardiaque avec leurs variations pathologiques ; | | | |
| -mesurer le rapport cardiothoracique ; | | | |
| -apprécier la vascularisation pulmonaire ; | | | |
| -identifier un épanchement pleural. | | | |

| OBJECTIFS[1] | Enseigné[2] | Evalué[3] | |
|---|---|---|---|
| | | Note | Signature |
| **4.3.** Autres examens complémentaires (Préciser leur indication, lire et utiliser les résultats) : | | | |
| -Dosages des marqueurs cardiaques ;<br>-Imagerie cardiaque (Echographie cardiaque transthoracique et imagerie de coupe) ;<br>-Epreuve d'effort et examens de stress ;<br>-Coronarographie ;<br>-Enregistrement ambulatoire de pression artérielle ;<br>-Enregistrement ambulatoire de rythme cardiaque. | | | |
| **5.** Pratiquer les soins suivants : | | | |
| -Enregistrement d'un E.C.G. 17 dérivations. | | | |
| **Objectifs relatifs à la solution des problèmes de santé[4] :** | | | |
| 6. Sur le plan diagnostic : | | **Epreuve spécifique. cf. page 8 paragraphe 5.2.2.** | |
| **6.1.** Discuter le diagnostic différentiel chez l'adulte et chez l'enfant devant des manifestations cardiaques (hypertension artérielle, souffle cardiaque, cyanose, douleur thoracique, dyspnée aiguë, dyspnée chronique, palpitations...) selon une démarche appropriée. | | | |
| **6.2.** Suspecter ou reconnaître : | | | |
| -les cas simples de pathologie courante ; | | | |
| -les urgences les plus fréquentes. | | | |
| 7. Participer à la **prise en charge** des affections courantes et des urgences, comprenant : l'évaluation du risque, le conditionnement et la mise en place des élements de surveillance, l'organisation d'un éventuel transfert et la prescription de traitement médicamenteux ou non pharmacologique. | | | |
| **Objectifs relatifs aux attitudes :** | | | |
| 8. Manifester les attitudes décrites dans le chapitre 2.2. de la page 5. | | | |

[4] Voir liste ci-après présentée à titre indicatif sous réserve de modification par le service où se déroule le stage.

**PATHOLOGIES COURANTES :**

- Angor stable.
- Hypertension artérielle.
- Valvulopathies mitrale et aortique.
- Cardiomyopathies dilatée et hypertrophique.
- Insuffisance cardiaque.
- Fibrillation auriculaire.
- Artérite oblitérante des membres inférieurs.

**URGENCES :**

- Syndromes coronaires aigus.
- Péricardite aiguë et tamponnade.
- Endocardites infectieuses.
- Œdème aigu du poumon.
- Embolie pulmonaire.
- Blocs auriculo-ventriculaires.
- Tachycardies ventriculaires et supraventriculaires
- Urgences hypertensives.
- Ischémie aiguë des membres inférieurs.
- Troubles du rythme ventriculaire.

## **APÊNDICE 2**: Formulário de síntese da observação estruturada

RESUME STRUCTURE D'OBSERVATION

| Nom de l'externe : | Stage en : | Chef de service : |
|---|---|---|
| Cas étudiè *(précisez le problème principal)* : | | |
| Prénom du patient :<br>Numéro du dossier: | Age : | Originaire de :<br>Demeurant à : |
| Entré le : | ) Sorti ou DCD le : | |

| | |
|---|---|
| Motifs de consultation *(troubles, ancienneté, consultations médicales antérieures...)* | |
| Motifs d'hospitalisation | |
| Données d'anamnèse en faveur du diagnostic positif du problème principal *(facteurs prédisposant, déclenchant, constitutionnels, familiaux...)* | |
| Données d'examen physique en faveur du diagnostic positif du problème principal | |
| Données d'examens paracliniques non spécifiques en faveur du diagnostic positif *(examens de 1re intention)* | |
| Arguments décisifs en faveur du diagnostic de la maladie et de son origine *(argument ou ensemble d'arguments spécifique(s))* | |
| Autres diagnostics discutés et éliminés par des examens appropriés pratiqués chez ce patient | |
| Pathologies ou anomalies associées *(etat de nutrition, maladie chronique, allergie à un médicament, ...)* | |
| Etat psychologique de ce patient *(gaieté, tristesse, angoisse, réaction à la maladie ...)* | |
| Pronostic immédiat et arguments en faveur *(paramètres vitaux et autres arguments spécifiques...)* | |
| Décisions thérapeutiques *(abstention, nature du ou des traitements, durée du ou des traitements...)* | |
| Evolution *(délai de régression des signes cliniques et para-cliniques, signes persistants, complications liées à la maladie ou d'origine iatrogène...)* | |
| Eléments du pronostic éloigné *(risque de récidives ou de séquelles selon la maladie et les caractéristiques psychologique, socio-économique et culturelle)* | |
| Traitement prescrit à la sortie *(medicaments, traitement autre que médicamenteux, conseils prodigués...)* | |
| Particularités à signaler relatives à la maladie *(atypies : clinique, paraclinique, évolutive...)* associées *(autres pathologies, contexte particulier du patient...)* | |

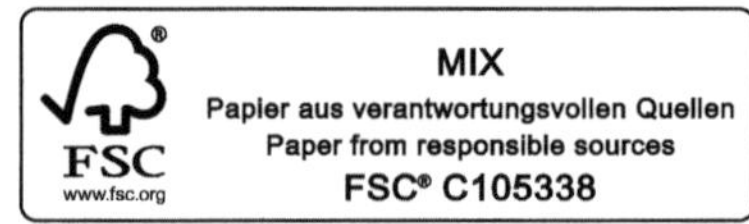


Printed by Books on Demand GmbH, Norderstedt / Germany